Sitzungsberichte
der Akademie der Wissenschaften
der DDR
Mathematik – Naturwissenschaften – Technik

Jahrgang 1985 · Nr. 12/N

Horst Klinkmann

Detoxikationsverfahren des Blutes in Forschung und Praxis

AKADEMIE-VERLAG · BERLIN
1986

Vortrag von Horst Klinkmann, Korrespondierendes Mitglied der Akademie der Wissenschaften der DDR, gehalten in der wissenschaftlichen Sitzung des Plenums der Akademie am 22. März 1984

Herausgegeben im Auftrage
des Präsidenten der Akademie
der Wissenschaften der DDR
von Vizepräsident Prof. Dr. Heinz Stiller

ISBN 3-05-500 005-6
ISSN 0138-3965
Erschienen im Akademie-Verlag, DDR-1086 Berlin, Leipziger Str. 3-4

Lizenznummer: 202 · 100/59/85
Printed in the German Democratic Republic
Gesamtherstellung: VEB Druckhaus Köthen
LSV 2195
Bestellnummer: 763 583 9 (2010/85/12/N)
00300

Trunken vor lauter Analysen und neuen Erkenntnissen wünscht sich die Medizin dringend einen Augenblick Zeit für die Synthese. Sie würde gerne unter der Platane von Kos Atem holen.

(René Leriche)

Durch Jahrtausende hat der ärztliche Auftrag den Entwicklungsweg der medizinischen Wissenschaft bestimmt – Krankheiten zu verhindern oder aufgetretene Erkrankungen durch Bekämpfung der Ursachen und Symptome zu heilen. So trivial diese Feststellung lautet, so gewaltig ist dieser bis heute ungelöste Auftrag. Im Mittelpunkt therapeutischer Überlegungen steht ebenfalls seit Jahrtausenden in Verbindung mit dem genannten ärztlichen Auftrag die Idee, krankheitserregende oder krankheitsbegünstigende Substanzen aus dem Organismus zu entziehen – ein Weg, der über den Gebrauch von Blutegel im ägyptischen Pharaonenreich, dem Aderlaß der klassischen griechischen Medizin bis hin zur unterschiedlichen Säuberungsmethode des menschlichen Organismus in der mittelalterlichen Medizin führt und heute vorerst durch den uns möglichen gezielten Einsatz diffusiver, konvektiver und adsorbierender Stofftrennungsmethoden einen vorläufigen Höhepunkt gefunden hat.

Die die Entwicklung der abendländischen Medizin für Jahrhunderte beeinflussende Säftelehre von Galen unterstützte die Vorstellung der möglichen Korrektur einer humoralen Imbalance des Organismus durch künstliche Blutung oder medizinisch beeinflußte natürliche Ausscheidung. In Europa erreichte dieses Heilkonzept im 18. Jahrhundert teilweise extreme Ausmaße. Der wohlhabende, um seine Gesundheit besorgte Bürger der damaligen Epoche, der sich ein persönliches prophylaktisches Gesundheitsprogramm leisten konnte, unterzog sich einem strengen Regime seines behandelnden Arztes etwa nach folgendem Rezept:

- einmal wöchentlich ein ausgedehnter Reinigungseinlauf des Darmes,
- einmal monatlich starkes Erbrechen, künstlich hervorgerufen durch entsprechende Brechmittel,
- zweimal jährlich, einmal im Frühling und einmal im Herbst, ein Aderlaß zur Reinigung des Blutes.

Es blieb der Wissenschaftsentwicklung unseres Jahrhunderts vorbehalten, die Erfüllung des alten Menschheitstraumes, der Entfernung von Schadstoffen aus dem Organismus durch apparative Hilfsmittel für die klinische Praxis möglich gemacht zu haben durch eine Verknüpfung medizinischen Wissenszuwachses mit den gewaltigen Fortschritten auf dem Gebiet der Naturwissenschaft und Technik.

Seit der Erstanwendung am Menschen 1942 durch meinen Lehrer Willem Kolff im holländischen Kampen sind zwar erst runde 40 Jahre vergangen, dennoch zählt die „künstliche Niere" heute bereits zu den klassischen Methoden der therapeutischen Medizin.

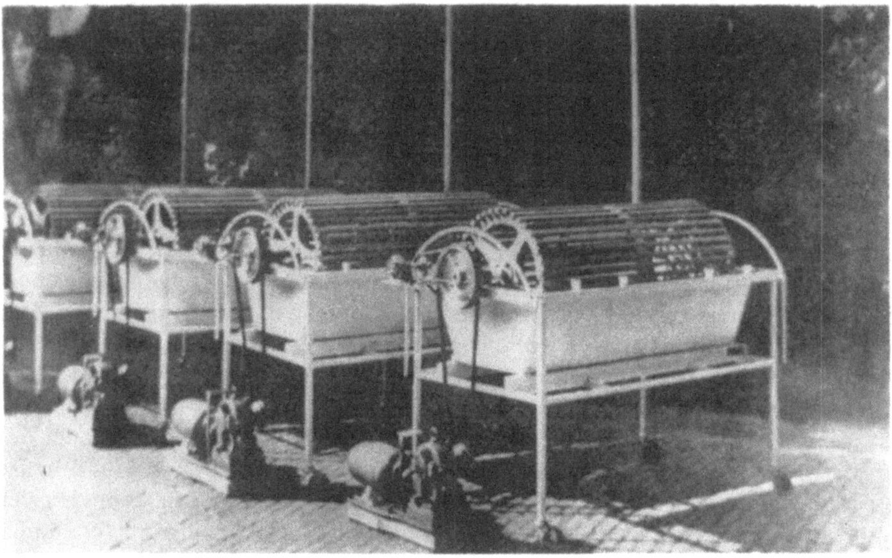

Abb. 1 Kolff-Niere 1942

Mein Vortrag heute soll nicht so sehr eine Summation von bekannten, sondern eine Vorstellung von neuen Ideen aus praktisch klinischer Sicht sein mit einem hoffentlich erlaubten Maß an Zukunftshoffnung und den speziellen Anliegen zur Stimulierung einer Diskussion mit den technischen und naturwissenschaftlichen Nachbardisziplinen der Medizin, um aus Vorstellbarem Machbares herauszufinden. Ich nehme hierbei das schon fast historisch zu nennende Vorrecht des Mediziners in Anspruch, naturgebende Unexaktheiten im biologischen Zusammenspiel des menschlichen Organismus nicht auszuklammern aus diesen Überlegungen, auch wenn sie der Prüfung durch Vertreter der exakten Naturwissenschaften nicht immer standhalten können.

Dem Konzept der apparativen Detoxikationsverfahren liegen die 3 Grundprinzipien der Diffusion, Filtration und Adsorption zugrunde – Ver-

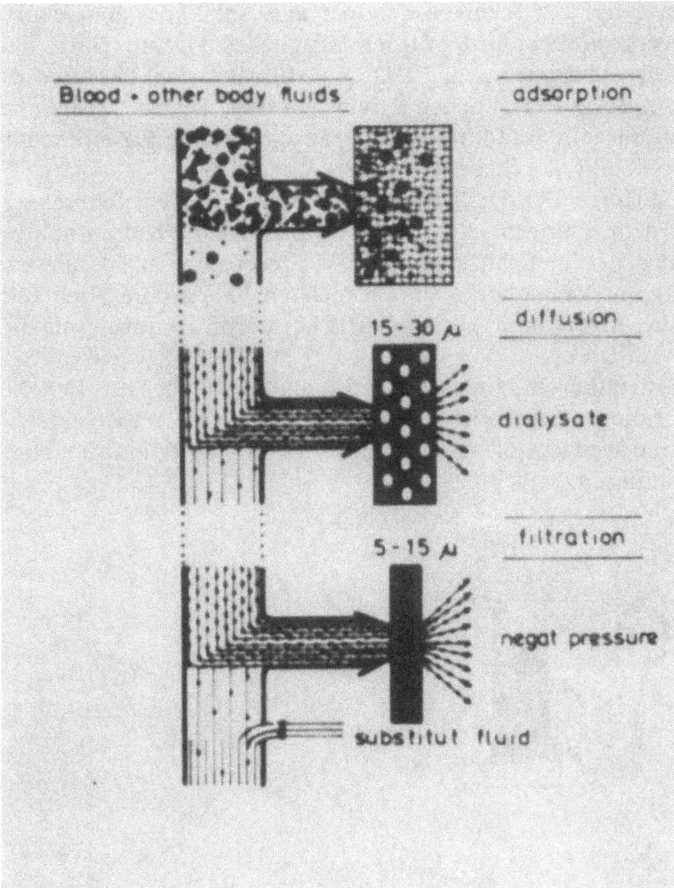

Abb. 2 3 Grundprinzipien der apparativen Detoxikation
Adsorption – Diffusion – Filtration

fahren, die in ihrer Spezifität zwar der generellen Elimination, wie beim Aderlaß überlegen sind, aber dennoch Substanztrennungen nur in Abhängigkeit von Porengröße und Molekulargewicht erlauben.

Hämodialyse

Der kombinierte Diffusions- und Filtrationsvorgang zwischen Blut und ionaler Lösung über eine semipermeable Zellulosemembran – mit dem Begriff Dialyse belegt – hat seit seiner klinischen Erstanwendung 1942 bis heute mehr als 2 Millionen Menschen das Leben gerettet. Der Begriff „Künstliche Niere“ ist zum Pionierbeispiel für eine zwar noch unvollkommene, aber immerhin lebensrettende Simulation der Funktion eines lebensnotwendigen Organes durch eine technische Lösung geworden.

Da ich die Ehre hatte, vor wenigen Wochen aus Anlaß des 75. Geburtstages meines Lehrers, unseres ordentlichen Mitgliedes Harald Dutz, dem Begründer der Dialysetherapie in der DDR, ausführlich zur Therapie der Niereninsuffizienz mit der künstlichen Niere vor der Klasse Medizin zu referieren, sei hier nur als Standortbestimmung eine kurze Zusammenfassung zu diesem Problemkreis gegeben:

- Die klinischen Erfolge der Dialysetherapie in den letzten Jahrzehnten ermöglichen es dem heutigen Patienten, den Ausfall der Nierenfunktion mit Hilfe dieser Therapieform so zu kompensieren, daß nicht nur eine Lebenserhaltung an sich, sondern in den meisten Fällen eine Wiedereingliederung in berufliche und gesellschaftliche Verpflichtungen möglich ist.
- Trotz der unbestreitbaren klinischen Erfolge müssen die zur Zeit zur Verfügung stehenden „Künstlichen Nieren" als technisch imperfekte Lösungen angesehen werden, da sie nur die Filtrationsfunktion der Niere ausreichend simulieren.

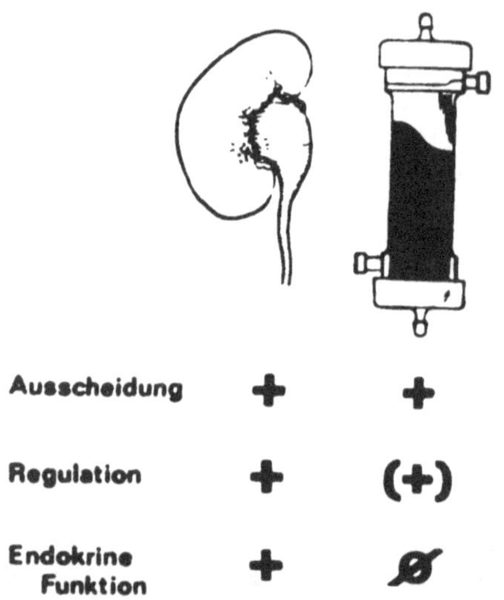

Abb. 3 Wirkungsvergleich natürliche Niere – künstliche Niere

- Trotz weit über 60 verschiedener technischer Varianten ist das Grundprinzip der Wirkungsweise bei allen Dialysegeräten das gleiche geblieben.
- Die Indikation der Anwendung der Künstlichen Niere ist in den letzten Jahren praktisch unverändert geblieben (Tab. 1).
- Für Patienten mit Komplikationen unter der Behandlung hat sich die Weiterentwicklung von Diffusions- und Filtrationseigenschaften der Dialysemembran als positiv erwiesen.

Tabelle 1 Indikationen 1984 für den Einsatz der Künstlichen Niere

DIALYSE-ULTRAFILTRATION-HÄMOFILTRATION

akutes Nierenversagen
chronisches Nierenversagen
endogene + exogene Intoxikationen
Hyperhydratation
Sonderformen

SONDERFORMEN:

psychiatrisch-neurologische Erkrankungen
Psoriasis vulgaris
Immunologische Systemerkrankungen
therapieresistente Oedeme (nephrogen, cardial, hepatogen)

— Entwicklungsziel in nächster Zukunft ist neben der technischen Miniaturisierung der Geräte eine individuelle Gestaltung des Behandlungsverlaufes in Abhängigkeit von der jeweiligen Ausgangslage.

In Abbildung 4 sind die Problembereiche und damit auch die notwendigen weiteren Forschungs- und Entwicklungsaufgaben bei der Verbesserung der Künstlichen Niere zusammenfassend dargestellt. Keiner der hier dargestellten Problemkreise — ob Organisation oder Technik — kann heute für sich in Anspruch nehmen, endgültig entschieden zu sein.

Schwerpunkt der weiteren Entwicklung von Detoxikationssystemen ist die Überwindung der Unselektivität der bisher klinisch eingesetzten Membranen, die nach dem Siebprinzip nur die unselektive Entfernung aller Moleküle — ob toxisch oder lebensnotwendig — bis zu einem bestimmten Molekulargewicht ermöglichen. Ziel dieser Entwicklungsarbeiten ist neben der Erhöhung der Selektivität ein Anstieg der Effektivität durch höhere Diffu-

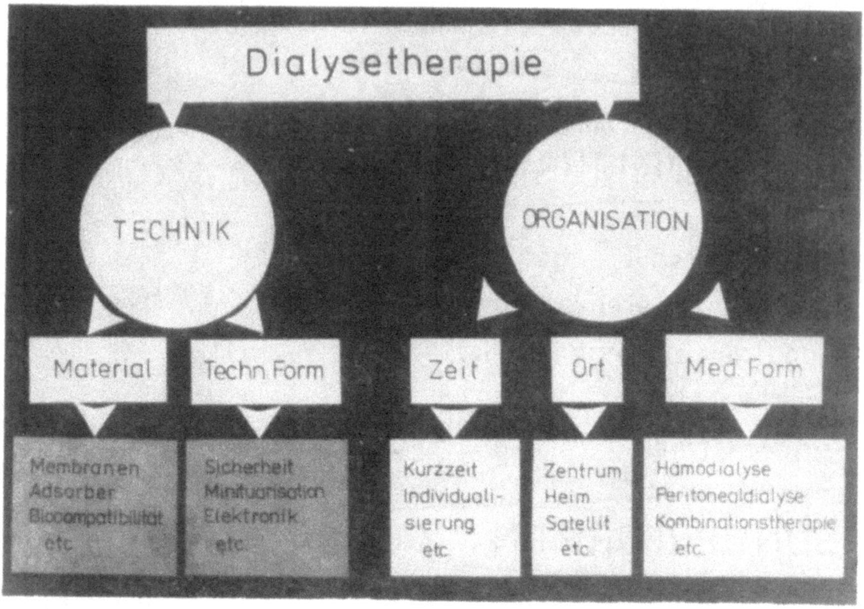

Abb. 4. Problembereiche als Zielrichtung gegenwärtiger Forschungs- und Entwicklungsarbeiten auf dem Gebiet der Künstlichen Niere

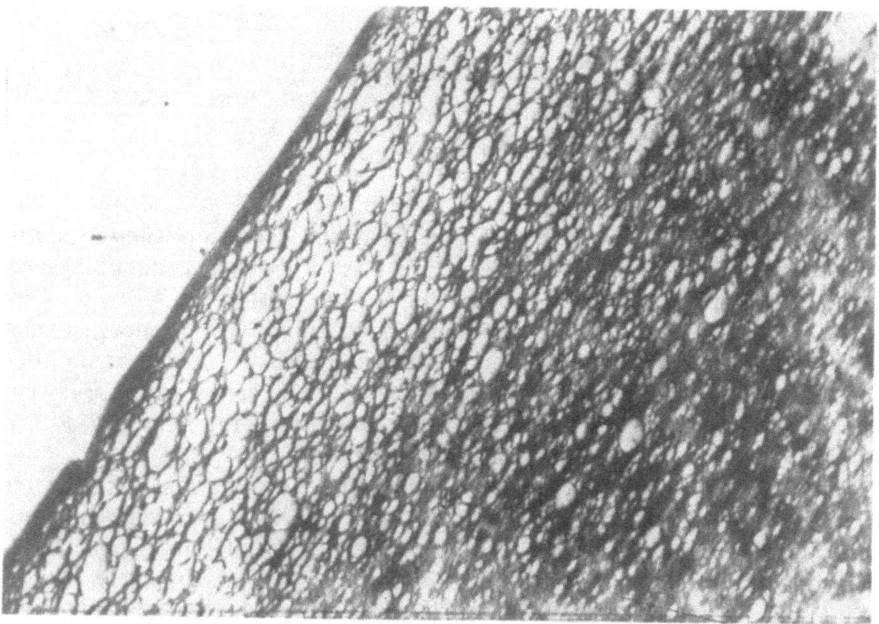

Abb. 5 DDR-Dialysemembran Nephrophan (Vergrößerung 1 : 12 000)

sions- und Filtrationsleistungen der Membranen bei verbesserter Bioverträglichkeit. Die Entwicklung ultradünner Membranen machte es möglich, daß anstelle des Diffusionsvorganges das Filtrationsprinzip mit seinem konvektiven Stofftransport mehr in den Vordergrund des klinischen Interesses rückt. Dieses Verfahren wird in der klinischen Medizin als *Hämofiltration* bezeichnet. Die Vorteile des konvektiven Stofftransportes der ultradünnen Membranen auf der Basis eines hydrostatischen Druckgradienten zwischen Blut und Filtratseite einer Membran ist die Ähnlichkeit zur glomerulären Filtratfunktion der Niere. Nachteilig ist die verzögerte Entfernung kleinmolekularer Substanzen, wie z. B. des Kreatinins und des Harnstoffes im Verhältnis zum diffusiven Stofftransport. Wesentliche medizinische Unterschiede in den Langzeitergebnissen zwischen Hämodialyse und Hämofiltration sind heute nicht sichtbar, ökonomisch ist die Hämofiltration jedoch deutlich aufwendiger.

High-Flux-Dialysatoren

Die Steigerung von Filtrationsleistungen bei konventionellen Dialysemembranen, die primär für den Diffusionsvorgang ausgelegt waren, führte zur Entwicklung der sog. High-Flux-Dialyse. Hier ist eine Kombination aus hohen Filtrationsflußraten mit ausreichenden Diffusionsgradienten gegeben. Aus meiner Sicht wird diese Form der Dialysetherapie die nächsten Jahre bestimmen und dürfte alle Vorteile der Hämofiltration mit der chronischen Hämodialyse koppeln.

Membranplasmafiltration

Die Membranforschung hat zur Entwicklung ultradünner, großporiger, aber dennoch den Anforderungen des klinischen Einsatzes an Festigkeit entsprechende Membranen geführt, die bei vorgegebener Porengröße solche Filtrationsleistungen aufweisen, daß sie zur Trennung des Blutes in korpuskuläre Bestandteile und Blutplasma eingesetzt werden können. Damit bietet dieses als Plasmafiltration bezeichnete Verfahren neue, das Gebiet der Nephrologie weit übersteigende interessante Therapiemöglichkeiten; mit einem oberen Trennbereich bis zu einer Molekulargröße von 2 Millionen Dalton sind die in Abbildung 6 dargestellten Plasmakomponenten aus dem Organismus zu entfernen. Gleichzeitig ist damit auch die selektive Entfernung einer definierten Substanz aus dem zirkulierenden Plasma technisch in den Bereich des Möglichen gerückt. Seit 1977, dem Jahr der Einführung der Membranplasmafiltration in die klinische Praxis, ist die Flut der Berichte über den Einsatz bei unterschiedlichsten Erkrankungen sprunghaft angestiegen.

Eine der Hauptzielgruppen zum therapeutischen Einsatz der Plasmafiltration ist die große Gruppe der Autoimmunerkrankungen, in deren Pathogenese Autoantikörper und/oder Immunkomplexe eine wesentliche Rolle spie-

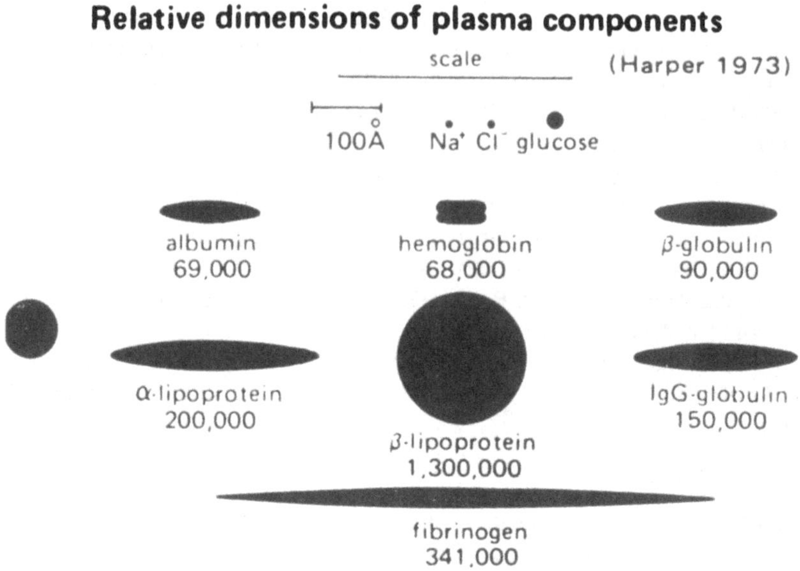

Abb. 6 Relative Dimensionen von Plasma-Komponenten (nach Harper)

len. Es sind dies Erkrankungen, die mit den bisher zur Verfügung stehenden Mitteln nur schwer beeinflußbar sind, denen aber andererseits eine große soziale und ökonomische Bedeutung zukommt (z. B. rheumatische Erkrankungen, Kollagenose). Da zur Zeit die spezifische Einflußnahme auf die Immunreaktionen bzw. ein gezieltes Intervenieren auf der den Immunreaktionen übergeordneten genetischen Ebene nicht möglich ist, richtet sich die Aufmerksamkeit auf die mittelbaren Verursacher von Zell- und Gewebsschäden, auf Antikörper und Immunkomplexe. Ihre Entfernung aus dem Organismus bzw. das Reduzieren ihrer Mengen müßte Krankheitsverläufe, für die sie relevant sind, günstig beeinflussen. Dies ist der rationelle Kern, der zum Einsatz der Plasmapheresetherapie in der großen Gruppe der Autoimmunerkrankungen führte. Noch basieren die meisten Berichte auf Einzelbeobachtungen, und kontrollierte Studien haben Seltenheitswert. Die Vielzahl der versuchten Indikationen sind gleichzeitig Beweis für große Erwartung und relativ unkritisches Herangehen an die Lösung des Problems. Persönlich bin ich überzeugt, daß die Plasmafiltration ein Tor aufgestoßen hat für neue therapeutische Überlegungen auf dem Gebiet der Blutdetoxikationsmethoden, deren Möglichkeiten wir heute noch nicht übersehen können.

Die Effektivität der Plasmafiltration sei in Abbildung 7 am Beispiel eines eigenen Patienten mit einem Goodpasture-Syndrom und dem daraus resultierenden Verlauf der GBM-Antikörper unter der Plasmafiltrationsbehandlung gezeigt.

Tabelle 2 Klinischer Einsatz der therapeutischen Plasmapherese

a) *Akzeptierte Indikationen*

Myasthenia gravis
Guillain-Baré-Syndrom
Immunhämolytische Anämie
Faktor VIII – Antikörper
Hyperviskositätssyndrom
Idiopathische thrombozytopenische Purpura
Thrombotisch thrombozytopenische Purpura
Vaskuläre Transplantationsrejektion
Lupus erythematodes
Pemphigus vulgaris
Rheumatoid Vaskulitis
Thyreotoxische Krise
Coma hepaticum
Familiäre Hypercholesterolämie

b) *Möglicher Nutzen*

Goodpasture Syndrom
Rapidprogressive Glomerulonephritis
Rheumatoidarthritis
Wegenersche Granulomatose
rh-Inkompatibilität
Multiple Sklerose
Myositis

c) *Experimenteller Einsatz*

Diabetes mellitus
Schizophrenie
Psoriasis
Malignome
M. Crohn
Cholostase
Asthma bronchiale
Arterielle Hypertonie

Am Beispiel des Einsatzes der Plasmafiltration zur Behandlung schwerster metabolischer Störungen, die durch herkömmliche Therapieverfahren kaum beeinflußbar sind, möchte ich noch etwas ausführlicher Möglichkeiten und Probleme dieses Therapieverfahrens darstellen. Das Hauptanliegen der Plasmafiltration bei Stoffwechselstörungen besteht in der Entfernung toxischer Substanzen aus dem Plasma bei gleichzeitigem Ersatz notwendiger Komponenten, wie Albumin und Gerinnungsfaktoren. Ausgehend von Literaturberichten und eigenen klinischen Erfahrungen lassen sich die metabolischen Störungen, die bislang mit dem Plasmaaustausch behandelt wurden,

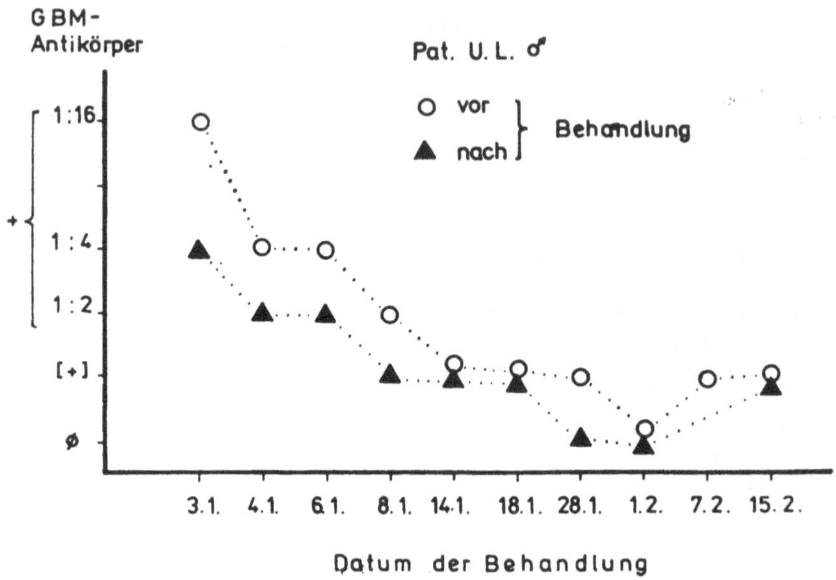

Abb. 7 Verlauf der GBM-Antikörper unter Plasmapherese-Behandlung

in 2 Gruppen unterteilen (Tab. 3). Für die Erkrankungen der ersten Gruppe mit familiärer Hypercholesterinämie, thyreotoxischer Krise, akutem fulminantem Leberversagen und der akuten Schwangerschaftsfettleber als einer Sonderform des letzteren, stellt der Plasmaaustausch gegenwärtig die Therapiemethode der Wahl dar. Bei den Erkrankungen der zweiten Gruppe besteht noch keine Sicherheit über den direkten Einfluß des Behandlungsverfahrens auf die Erkrankung.

Tabelle 3 Plasmaaustausch bei metabolischen Störungen

a) *Sichere Indikationen*
- familiäre Hypercholesterolämie
- thyreotoxische Krise
- akutes fulminantes Leberversagen
- akute Schwangerschaftsleber

b) *Fragliche Indikationen*
- Leberzirrhose
- Hyperbilirubinämie
- Hyperlipidämie
- Hyperchylomikroanämie
- Antikörper gegen Insulinrezeptoren beim Diabetes mellitus
- medikamentensparender Effekt

Familiäre Hypercholesterinämie

Die familiäre Hypercholesterinämie beruht auf genetischen Defekten im LDL-Katabolismus und findet ihren Ausdruck im extrem gesteigerten Plasmacholesterinspiegel. Die frühzeitige Ablagerung von Lipiden in den Gefäßen führt zur chronisch-ischämischen Herzkrankheit und das Überleben des jungen Erwachsenenalters ist eine Seltenheit bisher gewesen.

Derzeit befinden sich entsprechend der internationalen Literatur mehr als 50 Patienten mit dieser Erkrankung unter dauernder Plasmaaustauschbehandlung. Die Abbildung 8 demonstriert am Beispiel einer 16jährigen Patientin aus unserer Klinik das Verhalten des Cholesterols unter der Therapie. Eine intermittierende Plasmaaustauschtherapie in 2wöchentlichen Intervallen bei einem Austauschvolumen von 2–3 Litern erreicht eine ausreichende Senkung des Serumcholesterols.

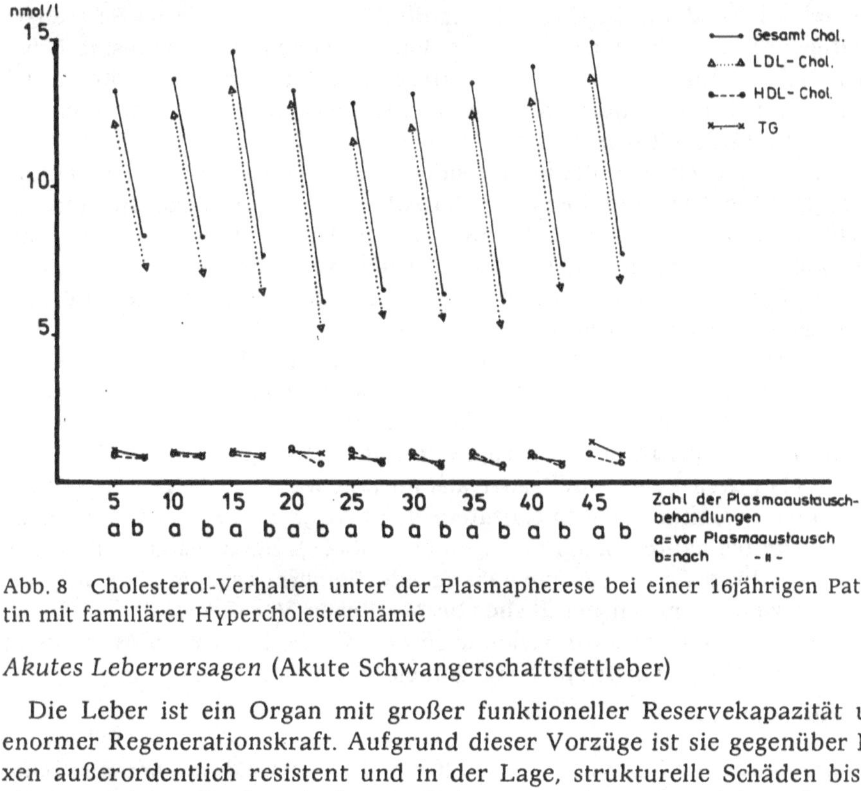

Abb. 8 Cholesterol-Verhalten unter der Plasmapherese bei einer 16jährigen Patientin mit familiärer Hypercholesterinämie

Akutes Leberversagen (Akute Schwangerschaftsfettleber)

Die Leber ist ein Organ mit großer funktioneller Reservekapazität und enormer Regenerationskraft. Aufgrund dieser Vorzüge ist sie gegenüber Noxen außerordentlich resistent und in der Lage, strukturelle Schäden bis zu einem gewissen Umfang in kurzer Zeit zu reparieren. Resultiert aber eine so schwere Leberschädigung, daß es zum funktionellen Zusammenbruch des Organes kommt, kann diese komplexe metabolische Situation durch medikamentöse Maßnahmen weder beherrscht noch korrigiert werden. Davon ausgehend muß das therapeutische Prinzip beim Leberversagen darin bestehen, das Überleben des Patienten in der Phase der ungenügenden hepatischen Funktion durch extrakorporale Detoxikation zu sichern bis die Leber dank ihrer großen Regenerationsfähigkeit ihre Basisfunktion, die Synthese, Regulation und Entgiftung wieder aufnehmen kann. Mit dem Plasmaaustausch steht eine Therapiemethode zur Verfügung, die neben der Entfernung kumulierter endogener toxischer Substanzen die gleichzeitige Zufuhr essentieller Komponenten des Leberstoffwechsels gestattet und damit eine der Basisfunktionen, die an eine apparative Leberersatzfunktion gestellt werden müssen, erfüllt.

Ermutigende Literaturberichte unterstützen unsere Auffassung, daß Plasmafiltration einen entscheidenden Durchbruch in der Behandlung einer Sonderform des akuten Leberversagens, der akuten Schwangerschaftsfettleber bringen kann. Dieses Krankheitsbild wurde erstmals 1934 durch Sheehan erkannt und beschrieben. Es manifestiert sich um die 40. Schwangerschaftswoche mit akutem Beginn. Die dominierenden Symptome sind Erbrechen, heftige Oberbauchschmerzen, Ikterus und fortschreitendes Koma. Die Erkrankung führt zumeist zur Entbindung eines totgeborenen Feten und endet schließlich mit dem Tod der Mutter.

Unser Bestreben war darauf orientiert, die Effektivität der Behandlung durch Kombination verschiedener Detoxikationsverfahren zu steigern. So brachten wir ein extrakorporales System zur Anwendung, das die Plasmafiltration mit den Möglichkeiten der Adsorption und der Diffusion vereinte. Unseres Wissens nach sind bisher weltweit an die 15 Patientinnen mit akuter Schwangerschaftsfettleber mittels Plasmaaustausch allein oder in Kombination mit anderen Detoxikationsverfahren behandelt worden. Die Überlebensrate konnte drastisch verbessert werden und entspricht mit annähernd 80% jetzt der Letalitätsrate vor Einführung dieser Therapiemethode.

Sicherlich entspricht diese Therapieform nicht den Idealvorstellungen von einer Künstlichen Leber, stellt aber aus unserer Sicht durch die Möglichkeit simultaner Entgiftung und Substitution das z. Z. wohl effektivste Detoxikationssystem bei akutem Leberversagen dar (Abb. 9). Bevor ich zum Problemkreis Künstliche Leber zusammenhängende Bemerkungen machen möchte, ist es notwendig, neben den bisher besprochenen Vorgängen der Diffusion und Filtration und ihrer Anwendung in der Klinik der dritten Möglichkeit – der Adsorption – einige Sätze zu widmen.

Adsorptionsverfahren

In der Medizin schon viele Jahrhunderte als Magen-Darm-Therapeutikum aufgrund ihrer hohen Adsorptionsfähigkeit bekannt, wurde 1964 die Aktivkohle erstmals von Yatzidis verwendet, um toxische Substanzen aus dem zirkulierenden Blut zu entfernen. Wegen mangelnder Bioverträglichkeit jedoch war die klinische Anwendung für viele Jahre limitiert. Erst die Be-

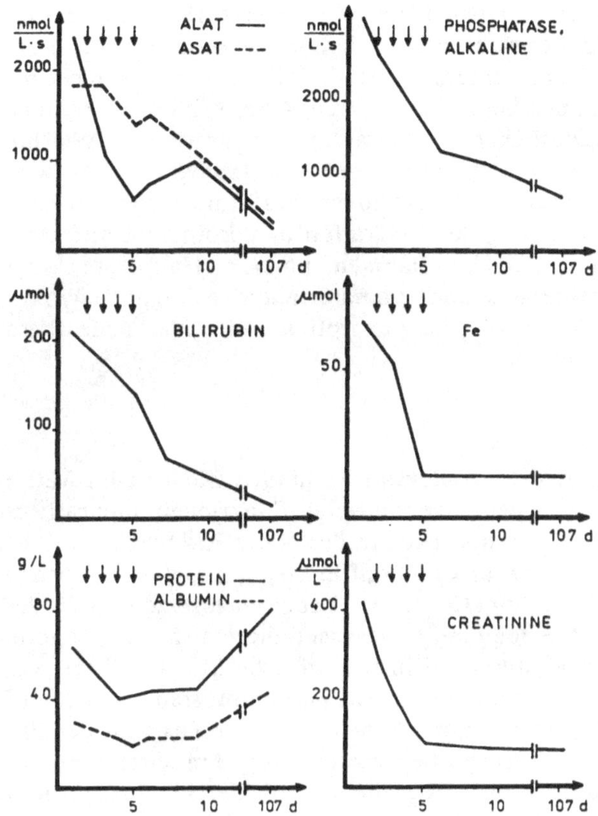

Abb. 9 Fallbeispiel einer mit Plasmafiltration-Adsorption ( ) in Rostock behandelten Patientin mit akuter Schwangerschaftsfettleber am Beispiel ausgewählter Laborparameter

schichtung der Aktivkohle mit biokompatiblen Polymeren verhalf dem Verfahren in der Klinik erneut zum Einsatz. Neuentwicklungen von Adsorberharzen haben das Spektrum der Anwendung dieses in der Klinik als Hämoperfusion bezeichneten Verfahrens in den letzten Jahren zu einem festen Bestandteil vor allem in der aktiven Entgiftungstherapie bei Intoxikationen unterschiedlicher Genese werden lassen.

Prinzipiell sollte dieses Verfahren die selektive Entfernung spezifischer Toxine aus dem Organismus ermöglichen. Derzeit sehe ich hier auch die größte Zukunft der Adsorptionsverfahren in Verbindung mit der Membrandetoxikation. Aufgrund ihrer spezifischen Bindungskapazität für einzelne Produkte des Leberstoffwechsels, wie z. B. des Gallenfarbstoffes Bilirubin, wird fälschlicherweise in der Literatur häufig das Hämoperfusionsverfahren auch als Künstliche Leber bezeichnet. Die Verbreitung und klinische Wertung der isolierten Hämoperfusion ist wie kaum ein anderes Detoxikationsverfahren unterschiedlich. So berichtet z. B. Nikolajev über eine sehr breite Indikationspalette in der Sowjetunion, wo er die Hämoperfusion nicht nur bei Vergiftungen, sondern auch bei Herzinfarkten, Arteriosklerose, Rheumatismus, ja bis hin zu Sonderformen von Carzinomen anwendet. Wir hingegen sehen zum gegenwärtigen Zeitpunkt ihre Einsatzmöglichkeiten weitgehend auf die Therapie akuter Intoxikationen beschränkt und erwarten vor allen Dingen eine Ausweitung der Indikation in Verbindung mit Membrandetoxikationsprozessen. Die im Rahmen unserer Hauptforschungsrichtung „Künstlicher Organersatz und Biomaterialien" erfolgende Weiterentwicklung spezifischer Resine für die Adsorption sollte hier neue therapeutische Möglichkeiten eröffnen.

Künstliche Leber

Die Leber als zentrales Stoffwechselorgan ist immer wieder zum Mittelpunkt von Bestrebungen geworden, ihre multiplen Funktionen apparativ zu ersetzen. Trotz gegenteiliger Behauptungen in der Nicht-Fachpresse muß ich feststellen, daß die Entwicklung eines Entgiftungssystems, das für sich in Anspruch nehmen könnte, die Funktionen der Leber zu ersetzen, noch weit von der Realität entfernt ist. Abbildung 10 versucht, diese bisher verwandten Detoxikationsverfahren im Hinblick auf ihre spezifische Effektivität zu werten. Auch die Kombination aller uns heute zur Verfügung stehenden Entgiftungsverfahren können derzeit nur unzureichend die Komplexizität der Entgiftungsvorgänge durch die natürliche Leber simulieren. Am ehesten kommt das Verfahren der Plasmafiltration in Verbindung mit der Hämoadsorption und einer High-Flux-Dialyse dieser Zielstellung nahe. Dieses Kombinationsverfahren muß derzeit als die effektivste therapeutische Methode in der Therapie des Coma hepaticum angesehen werden und könnte lebensrettend

KÜNSTLICHE LEBER

Detoxikationsverfahren	Spez. Effektivität
Dialyse	ø
Austauschtransfusion	(+)
Haemoperfusion	+
Plasmapherese	++
Heterologe Leberperfusion	(++)
Kreuzzirkulation	(++)
Totalaustausch in Hypothermie	(+)

Abb. 10 Versuch einer Wertung verschiedener Detoxikationsverfahren als „Künstliche Leber"

wirken, wenn es frühzeitig genug und mit ausreichender kontinuierlicher Behandlungsdauer bis zur natürlichen Regeneration der Funktion der Leberzellen eingesetzt wird.

Genau wie das Problem der Künstlichen Leber sind es zwei weitere Krankheitsbilder, die nicht zu unrecht als Geißeln der Menschheit beschrieben werden und für die hohe Erwartungen an den Einsatz moderner Detoxikationsmethoden geknüpft werden. Weil aus meiner Sicht hier z. Z. noch eine ungerechtfertigte Erwartungshaltung allein an eine Methode geknüpft ist, möchte ich ein paar warnende Einwände machen. Es handelt sich bei den beiden Erkrankungsgruppen um die Arteriosklerose und um das Tumorleiden.

Arteriosklerose

Allgemein akzeptiert ist die Bedeutung der Lipoproteine für das Arteriosklerosegeschehen und ihre Stellung als Risikofaktoren für ischämische Herz-Kreislauf-Erkrankungen. Außer den arteriosklerosefördernden Lipoproteinen sind aber auch solche mit vasoprotektiven Eigenschaften bekannt. Bei den vasoaggressiven Lipoproteinen stehen die LDL an erster Stelle, während HDL eine Arterioskleroseschutzfunktion zugesprochen wird. Mit den momentan verfügbaren Technologien wird aber die Konzentration von LDL und HDL gleichermaßen gesenkt. Die selektive Eliminierung der überwiegend intervaskulär verteilten LDL ist gegenwärtig nicht möglich und limitiert damit die Anwendung des Plasmaaustausches.

Tumorleiden

Besonders japanische Forschergruppen berichten in letzter Zeit, daß nach einer entsprechenden Plasmabehandlung es sowohl im Tierexperiment als auch bereits in der Klinik in zahlreichen Fällen zur Regression der Tumoren einschließlich evtl. bereits vorhandener Metastasen kam.

Bereits 1974 konnten Steele und Mitarbeiter zeigen, daß durch Adsorption an Protein A-tragenden Staphylokokken die „blockierende Aktivität" der Seren tumortragender Ratten vermindert werden konnte. Zur Erklärung der o.g. Wirkung wurde die Entfernung blockierender Antikörper und/oder Immunkomplexe herangetragen. Neuere Arbeiten, auch Erfahrungen aus dem eigenen Arbeitskreis, lassen jedoch an dieser Deutung Zweifel aufkommen. Während des Durchflusses von Plasma durch Staphylokokken enthaltende Adsorberkapseln (Ray 1982) oder während der Inkubation der Bakterien mit Plasma (eigene Beobachtungen) kommt es zu Substanzverlusten der Bakterien. Darunter mögen sowohl Substanzen der Oberfläche als auch aus dem Inneren der Staphylokokken sein, z. B. Enterotoxine. Diese sind potente T-Zell-Mitogene, die die Gamma-Interferonbildung anregen (Smith et al. 1983, Kimber et al. 1983) und auch die Aktivität natürlicher Killerzellen sowie die antikörperabhängige Zytotoxizität steigern. Wir glauben, daß die beobachteten Antitumorwirkungen möglicherweise eher auf das Anregen zellulärer Abwehrsysteme als auf humorale Effekte zurückzuführen ist und in seinen Aufklärungen heute noch weit in das Gebiet der Grundlagenforschung hineingehört und ein klinischer Einsatz beim heutigen Stand der Kenntnisse nicht indiziert ist.

Bioverträglichkeit

Unter dem Eindruck der sichtbaren medizinischen Erfolge beim Einsatz der Detoxikationsverfahren wurden lange Zeit bestimmte Reaktionen des Organismus, die als eine Abwehrhaltung gegenüber den verwendeten künstlichen Materialien zu deuten ist, vernachlässigt. Erst die Beobachtung von immer wieder auftretenden Komplikationen bis hin zu schweren anaphylaktischen Reaktionen bei Langzeitpatienten rückte die Bedeutung der Bioverträglichkeit des verwendeten Materials im Analogschluß zur Rejektion bei der Transplantation biologischer Organe wieder in den Mittelpunkt des Interesses. Es ist hier weder Ort noch Zeit, im Rahmen dieses Vortrages die fehlende Exaktheit in der Definition des Begriffes Bioverträglichkeit zu beklagen. Nach meiner Meinung wird der Faktor Bioverträglichkeit bei der Langzeitanwendung von synthetischen körperfremden Materialien eine genauso große Rolle spielen wie die Rejektion bei der Transplantation. Die Skalenbreite bei der Reaktion des Organismus reicht heute bereits von geringen Blutbildveränderungen bis hin zum Hypersensitivitätssyndrom mit drohendem letalen Ausgang. Ein Beispiel mag diese Feststellung erhärten: Jahrzehnte lang haben wir mit Hilfe der Künstlichen Niere mit Zellulosemembranen, die nach den Cupramonium-Verfahren hergestellt wurden, -zigtausende Menschen erfolgreich behandelt. Heute wissen wir, daß bei vielen von ihnen Unverträglichkeitsreaktionen bis hin zu schweren allergischen Schockzuständen auftreten, die offenbar durch die Aktivierung des Komplementsystems durch das körperfremde Material hervorgerufen wurden. Die Auswahl geeigneter Materialien sollte nach meiner Meinung in den nächsten Jahrzehnten genauso eine entscheidende Rolle spielen, wie die Gewebeverträglichkeit bei der Transplantation. Heute werden sicherlich manche Reaktionen des Körpers noch als medizinische Komplikationen eingestuft, die bedingt sein können durch die unterschiedliche Bioverträglichkeit der verwendeten Materialien.

Ausblick

Gewiß stellt die Vielzahl der uns heute bereits für den klinischen Einsatz zur Verfügung stehenden apparativen Blutdetoxikationsverfahren erst den Anfang eines Entwicklungsweges dar, der der therapeutischen Medizin neue Dimensionen eröffnen kann. Zum Abschluß seien deshalb noch einige Entwicklungen genannt, deren oft kühner experimenteller Ansatz es verdient, ernsthaft verfolgt zu werden.

Mit Sicherheit sind Weiterentwicklungen von Membranen für Trennprozesse zu erwarten unter Einsatz neuer Werkstoffe, wobei Überlegungen bis hin zum Werkstoff Glas aufgrund seiner Möglichkeiten zur Schaffung spezifizierter Porengrößen gehen sollten. Ob jedoch jemals die gewünschte Selektivität ausschließlich durch Membranstrukturen zu erzielen ist, erscheint zumindest zum gegenwärtigen Zeitpunkt fraglich.

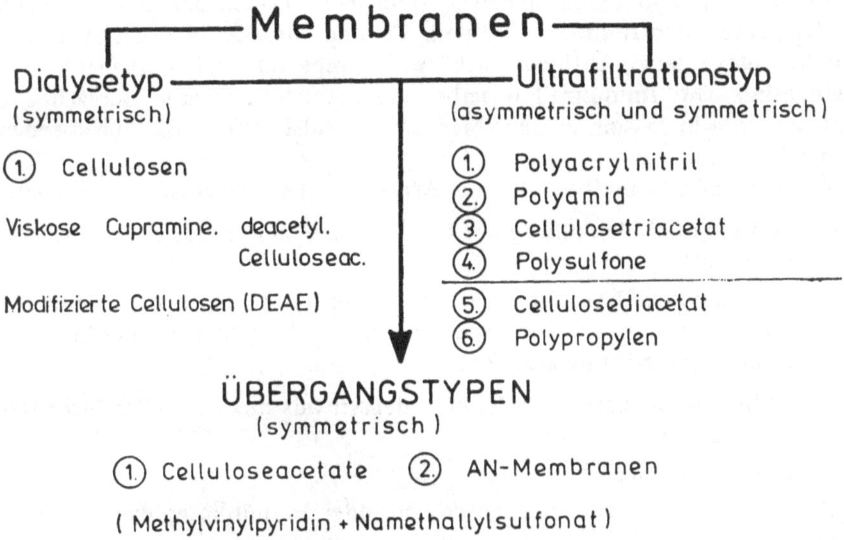

Abb. 11 Entwicklungsstand bei Detoxikationsmembranen unterschiedlicher Wirkungsbreite und unterschiedlicher Materialien

Immunoadsorption

Der Plasmaaustausch in der uns heute möglichen Form ist ein außerordentlich kostspieliges Verfahren, dessen Einsatz z. Z. auch wegen der benötigten Mengen an Substitutionslösungen (Frischplasma, Humanalbumin) begrenzt bleiben wird. Es drängte sich also von Anfang an der Gedanke auf, anstatt das gesamte Plasma eines Patienten zu verwerfen, dieses Plasma einer spezifischen Behandlung zuzuführen, die zur Entfernung der krankheitsverursachenden bzw. -unterhaltenden Bestandteile führt und anschließend dann das dermaßen „geklärte" Plasma dem Patienten zurückzuführen. Diese Überlegungen fanden ihren praktischen Niederschlag in der Entwicklung spezifischer Membransysteme im Sinne der Kaskadenfiltration oder der Verwendunng des Prinzips der selektiven Adsorption.

Hier möchte ich einige spezifische Überlegungen vorstellen zur Immunadsorption, Überlegungenn, die sicherlich hypothetischen Charakter haben, nur teilweise bisher experimentell belegbar sind, in ihrer Exaktheit sicherlich gefärbt anmuten, aber die Bitte beinhalten, zur unvoreingenommenen Diskussion aus den verschiedensten Fachrichtungen dieser Plenarsitzung.

Definition und Einteilung der Immunoadsorbentien (IA):

IA können als Substanzen oder Mittel definiert werden, die immunologisch aktive Moleküle, Molekülaggregate oder immunkompetente Zellen binden. Zu den immunologisch relevanten Molekülen müssen vor allem Antikörper, d. h. Immunglobuline (Ig), gerechnet werden, daneben Antigene und Mediatoren der Immunreaktionen. Zu den Molekülaggregaten zählen Immunkomplexe (also Antigen-Antikörper-Komplexe) und aggregierte Immunglobuline. Die Immunzellen selbst möchte ich in dieser Betrachtung vorerst außer acht lassen, es geht hier um die Adsorption von Antikörpern und Immunkomplexen.

Aus praktischen Gründen sollten 2 Arten von IA unterschieden werden:

1. selektive IA: Sie binden alle Ig des Plasmas oder zumindest eine Ig-Klasse, z. B. die des IgG.
2. spezifisch wirkende IA: Mit ihrer Hilfe werden aus der Gesamtmenge der Ig nur bestimmte, etwa die spezifischen Antikörper, die Ursache einer bestimmten Organstörung sind, entfernt.

Für die klinisch einzusetzende IA sind derzeit aus medizinischer Sicht folgende Eigenschaften zu fordern:

1. unlöslich und unschädlich,
2. selektive Bindung spezifischer Antikörper oder Immunkomplexe,
3. stabil und lagerfähig,
4. sterilisierbar,
5. möglichst regenerationsfähig und
6. kostengünstig.

Bisherige Entwicklung

Nach experimentellen Vorarbeiten seit 1977, um die sich vor allem die Gruppe um Terman aus den USA verdient gemacht haben, erfolgte zu Beginn der 80er Jahre erstmals der Einsatz am Patienten, und zwar primär zur Behandlung einer Patientin, die an einem schwer verlaufenden Lupus erythematodes litt. Durch den Einsatz von DNS-enthaltenden Immunoadsorbern konnte der Antikörpertiter gegen Einzelstrang-DNS gesenkt werden und Immunkomplexauflösungen in den Nieren der Patientin bioptisch histologisch nachgewiesen werden. Im Zeitraum der letzten 2 Jahre tauchten Einzelberichte auf über spezifisch entwickelte IA, so z. B. der Entfernung der gegen die Blutgruppen-Antigene A und B gerichteten Agglutinine, für die Entfernung von Lipoproteinen und Rheumafaktoren aus dem Plasma sowie zur Adsorption von Antikörpern, die gegen DNS, Insulin und Faktor 8 gerichtet waren. In allen diesen Fällen waren die entsprechenden Antigene an Trägersubstanzen (Kollagenfilme, Sepharoseperlen) gekoppelt, um ein praktisch anwendbares Immunadsorbens zu erhalten.

Ausgehend von der Kenntnis, daß Autoantikörper zumeist der IgG-Klasse angehören und die IgG mit den verschiedensten Antigenen auch die Immunkomplexe von pathogenetischer Relevanz bilden, waren unsere Bestrebungen von Anfang an darauf gerichtet, vor allem Immunglobuline der Klasse G aus dem Organismus zu entfernen. Aufbauend auf die Arbeiten von Jenssen, der bereits 1958 nachwies, daß Staphylokokken mit menschlichem Serum präzipitierten und diese Reaktion auf das Vorhandensein eines Proteins in den Zellwänden der Bakterien beruhte, welches IgG binden konnte, wurde dieses Eiweiß, Protein A genannt, zu einer interessanten und vielfältig verwendbaren Substanz in der Immunchemie. Es lag also der Gedanke nahe, es auch zur IgG-Bindung für therapeutische Zwecke einzusetzen. Wir fühlten uns in unseren Überlegungen bestärkt durch den Einsatz von Protein A, meistens an Aktivkohle-Kollodiumträger gekoppelt, in der Behandlung maligner Erkrankungen oder aber einer Hämophilie B. Unsere derzeitigen Experimente gründen sich auf die Anwendung eines Protein A-reichen Staphylokokken-Stammes vom Typ Cowan 1. Der Vorteil für experimentelle Untersuchungen liegt darin, daß es ein selektives Adsorbens ist und weniger kostenaufwendig als reines Protein A auch unter Beachtung aller aus der Bindung verursachten möglichen Nebenwirkungen. Ohne näher auf die noch laufenden Experimente, für die wir eine außerordentlich wertvolle Unterstützung durch unser Akademiemitglied Werner Köhler und seiner Arbeitsgruppe in Jena gefunden haben, möchte ich am Beispiel einer elektrophoretischen Analyse des menschlichen Plasmas vor und nach Behandlung mit dem Staphylokokken-Adsorber die prinzipielle Wirkung der Substanz demonstrieren.

Kunststoffe

Durch unsere Zusammenarbeit mit japanischen Gruppen gilt unser Interesse der Testung verschiedener Kunststoffe hinsichtlich ihrer immunadsorptiven Eigenschaften. Durch diese Kunststoffe, die aus dem Bereich wirksamer polymerer Substanzen stammen – im spezifischen Fall handelt es sich um ein poröses Material aus Polyvenylalkohol, an dessen Grundgerüst Phenylalanyl Seitenketten gekoppelt sind – sollen bevorzugt aggregierte Immunglobuline und Immunkomplexe, kaum jedoch volumeres Immunglobulin gebunden werden. Zusätzlich können Anti-DNS-Antikörper und Anti-Azetyl-Fluorinesterase-Rezeptor-Antikörper aus dem Plasma entfernt werden. Hier bietet sich z. Z. ein weites Feld allein in der Testung derzeit vorliegender Kunststoffe hinsichtlich ihrer immunadsorptiven Eigenschaften, nicht gerechnet die spezifische Entwicklung solcher Kunststoffe für die Immunadsorption.

Die nächsten Jahre werden zeigen, wie wirksam verschiedene Immunoadsorbentien für den klinischen Einsatz sind. Persönlich bin ich der Ansicht, daß die Immunadsorption in Verbindung mit Membrantrennprozessen, wie z. B. bei der Plasmafiltration, neue therapeutische Möglichkeiten aufzeigen kann, besonders bei bestimmten Immunkomplexerkrankungen, während Krankheiten mit persistierender Autoantikörperbildung vielleicht nur vorübergehend beeinflußbar sind oder eine Dauerbehandlung erfordern. Neben den vielen ungelösten technischen Problemen sind auch die medizinischen Nebenwirkungen, wie z. B. die Aktivierung des Komplementsystems und anderer Plasmasysteme offene Fragen, von denen ein Großteil noch in das Gebiet der Gundlagenforschung gehört.

Künstliche Zellen

Die Mikroinkapsulation spezifischer Substrate gehört heute zu den bekannten Technologien in der pharmazeutischen Industrie. Die Idee der Nutzung dieses Verfahrens für Detoxikationszwecke wird seit Anfang der 70er Jahre von Chang in Montreal intensiv verfolgt. Bisher ist diese „Künstliche Zelle" allerdings nicht über das Experimentierstadium herausgekommen, wenn auch der Ansatz faszinierend ist. Nicht zuletzt sind es die derzeit hohen ökonomischen Kosten, die die weitere Entwicklung dieses experimentellen Ansatzes bis hin zum klinischen Einsatz behindern. Die Grundidee ist so einfach wie genial: Durch das Einbringen spezifischer Substanzen mit reduzierenden, katalysierenden oder substituierenden Eigenschaften in semipermeable mikroskopische Hüllen sollen Gebilde erzeugt werden, die in spezifischen Reaktionen den menschlichen Zellen nahekommen. Entsprechend den vorliegenden Störungen im Organismus werden dann diese Zellen in einer relevanten Menge in den zirkulierenden Blutstrom mit Hilfe einer Gefäßprothese eingebracht und nach Ausschöpfung ihrer aktiven Substrate gegen neue ausgetauscht. Der Beweis ihrer Funktion ist im Experiment vielfach erbracht unter anderem am Beispiel von inkapsuliertem Hämoglobin.

Dem gleichen Gedankengang folgen solche Entwicklungen wie inaktivierte Enzyme, die z. B. an Agarosekugeln gebunden sind und nach peroraler Aufnahme im Magen-Darm-Trakt des Patienten ihre jeweilige Aktivität entfalten. Eine der interessantesten Überlegungen auf diesem Gebiet sind die sog. hybriden Organe.

Hybride Organe

Unter diesem Begriff versteht man die Kombination biologischer, ungeschädigter Zellen mit einem künstlichen Material als Matrix für diese Zellen. Die schon klassisch zu nennenden Versuche gehen auf Pankreaszellen zurück, die auf Kunststoffkapillaren angesiedelt wurden und auf entsprechende Änderung der Konzentration von in den Kunststoffkapillaren fließender Glukoselösung mit unterschiedlicher Insulinabgabe reagierten. Gleichgeartete Versuche gibt es mit Leberzellen und in neuester Zeit auch mit Zellen aus der Niere. Hybride Organe kommen in ihrer Wirkung sicherlich den natürlichen Organen am nähesten, ihre praktische Nutzbarkeit scheint jedoch noch sehr weit entfernt zu sein.

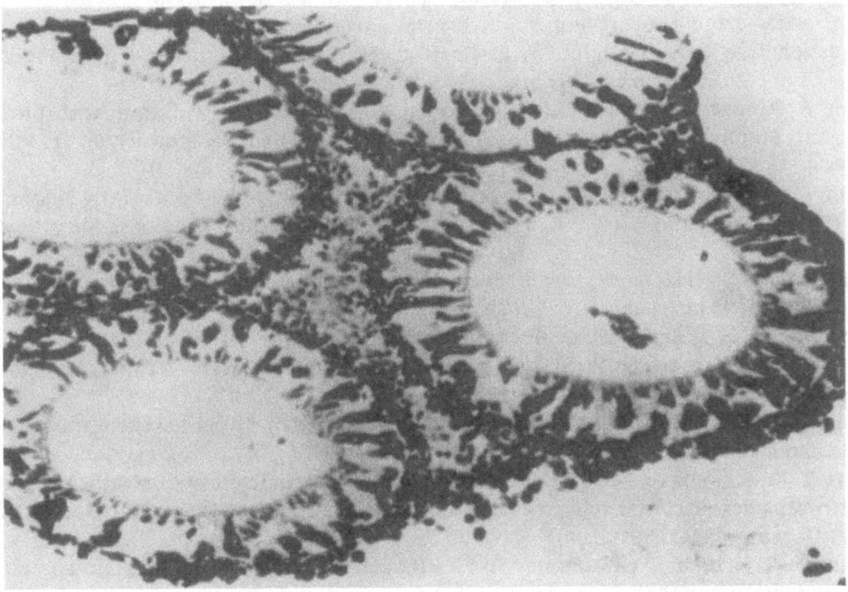

Abb. 12 Pankreaszellen angesiedelt zwischen Kunststoffkapillaren als experimenteller Ansatz eines hybriden künstlichen Pankreas

Persönlich glaube ich, daß zum gegenwärtigen Zeitpunkt die sinnvolle Kombination der derzeit erhältlichen Detoxikationsverfahren bereits heute ermöglicht, den physiologischen Entgiftungsvorgängen in den verschiedenen Organsystemen des menschlichen Organismus sehr nahe zu kommen.

Wenn ich hier den Kreis schließe, dann mit der Feststellung, daß ein in der Medizingeschichte uraltes Therapiekonzept auf der Basis technischer Entwicklungen in den letzten 20 Jahren Möglichkeiten eröffnet hat, die noch vor wenigen Jahrzehnten als utopisch galten. Die Medizin als selbständige Wissenschaft von der belebten Welt sieht heute – losgelöst von allen irrationalen Vorstellungen – den Tod der Wirklichkeit entsprechend als integrierendes Phänomen des Lebens. Wir können diesen Tod zwar nicht aufhalten, wir können ihm aber mit Hilfe der modernen Medizin ein beträchtliches Quantum Zeit abgewinnen.

Literatur

Agishi, T., Kasai, H., Saito, S., Hayasaka, Y., Suzuki, T., Yamagata, J., Ota, K., Nakashima., T, Tanihara, M., Takakura, K., Okido, S.: Immunoadsorption with synthetic materials. Artif. Organs **5** (Suppl.), 204 (1981).

Bansal, S. C., Bansal, B. R., Rhoads, J. E., Cooper, D. R., Roland, J. P., Mark, R.: Ex-vivo removal of mammalian immunoglobulin G: methods and immunological alterations. Int. J. Artif. Organs **1**, 94 (1978).

Behm, E., Klinkmann, H.: Immunoadsorption for clinical application – in vitro studies with protein-A-carrying staphylococci. In: Plasma Separation and Plasma Fractionation (Eds. Lysaght, M. J., Curland, H. J.), Basel-München-Paris-London-New York-Tokyo-Sydney: S. Karger 1983, S. 254–265.

Behm, E., Zinner, G., Zingler, G., Falkenhagen, U., Klinkmann, H.: Immunadsorption mittels Staphylococcus aureus, Stamm Cowan I. Z. Urol. Nephrol. **76**, 511–517 (1983).

Brehm, G.: Plasmapherese bei thyreotoxischer Krise. In: Therapeutic Plasma-exchange (Eds. H. J. Gurland, V. Heinze, J. A. Lee), Berlin-Heidelberg-New York 1981, S. 99.

Chang, T. M. S.: Haemoperfusion over microencapsulated adsorbent in a patient with hepatic coma. Lancet II – 1972, 1371.

Chang, T. M. S.: Semipermeable aqueous microcapsules („artificial cells"): with emphasis on experiments in an extracorporeal shunt system. Trans. Am. Soc. Artif. Int. Organs **12**, 13 (1966).

Chang, T. M. S.: Removal endogenous and exogenous toxins by a microencapsulated adsorbent. Can. J. Physiol. Pharmacol. **47**, 1043 (1969)

Chang, T. M. S., Malave, N.: The development and first clinical use of semipermeable microcapsules (artificial cells) as a compact artificial kidney. Trans. Am. Soc. Artif. Int. Organs **16**, 141 (1970).

Craddock, P. R., Fehr, J., Dalmasso, A. P., Brigham, K. L., Jacob, H. S.: Hemodialysis leukopenia: pulmonary vascular leukostasis resulting from complement activation by dialyzer cellophane membranes. J. clin. Invest. **59**, 879 (1977).

Dabels, J., Preussner, S., Brauer, P., Wilmbusse, H.: Plasmaaustausch als neues Behandlungsverfahren der homozygoten familiären Hypercholesterolämie. Dt. Gesundh.-Wesen **37**, 165 (1982).

Falkenhagen, D., Holtz, M., Schmidt, R., Osten, B., Klinkmann, H.: Einsatzmöglichkeiten der Hämoperfusion in der Urämie. Z. Urol. Nephrol. **72**, 9 (1979).

Falkenhagen, D., Schmitt, E., Schneider, P., Behm, E., Tessenow, W., Klinkmann, H.: Plasma Sorption: an alternative treatment for intoxications? In: Plasmapheresis (Eds. Y. Nosé, P. S. Malchesky, J. W. Smith, R. S. Krakauer), Raven Press, New York 1983, S. 251.

Forsgren, A., Nordström, K.: Protein A from staphylococcus aureus: the biological significance of its reaction with IgG. Ann. N. Y. Acad. Sci. **236**, 252 (1974).

Fujimoto, M., Takase, K., Tameda, Y., Kosaka, Y., Takezawa, H.: Effects of plasma exchange on fulminant hepatic failure. In: Therapeutic Plasmapheresis (II) (Ed. T. Oda), Schattauer, Stuttgart-New York 1982, S. 387.

Gurland, H.-J., Samtleben, W., Blumenstein, M., Randerson, D. H., Schmidt, B.: Clinical applications of macromolecular separations. Trans. Am. Soc. Artif. Organs **27**, 356 (1981).

Hoenich, N. A., Johnston, S. R. F., Woffindin, C., Kerr, D. N. S.: Haemodialysis leucopenia: the role of membrane type and re-use. In: Risk Profiles in Clinical Nephrology (Vol.-ed. G. Buccianti), Karger: Basel-München-Paris-London-New York-Tokyo-Sydney 1984, S. 120. (Contr. nephrol.: 37).

Holohan, T. V., Philips, T. M., Bowles, C., Deisseroth, A.: Regression of canine mammary carcinoma after immunoadsorption therapy. Cancer Res. **42**, 3663 (1982).

Ing, T. S., Daugirdas, J. T., Pople, S., Gandhi, V. C.: First-use syndrome with cuprammonium cellulose dialyzers. Int. J. Artif. Organe **6**, 235 (1983).

Inganäs, M.: Comparison of mechanisms of interaction between protein A from staphylococcus aureus and human monoclonal IgG, IgA and IgM in relation to the classical Fc γ and the alternative $F(ab')_2$ protein A interactions. Scand. J. Immunol. **13**, 343 (1981).

Ivanovich, P., Chenoweth, D. E., Schmidt, R., Klinkmann, H., Boxer, L. A., Jacob, H. S., Hammerschmidt, D. E.: Symptoms and activation of granulocytes and complement with two dialysis membranes. Kidney int. **24**, 758 (1983).

Jayashi, R., Satani, M., Namtu, S., Yamamoto, A.: Treatment of familial hypercholesterolemia using plasmaexchange. In: Therapeutic Plasmapheresis (II) (Ed. T. Ota), Schattauer, Stuttgart-New York 1982, S. 309.

Jensen, K.: A normally occuring staphylococcus antibody in human serum. Acta Pathol. Microbiol. Scand. **44**, 421–428 (1958).

Kaplow, L. S., Goffinet, J. A.: Profound neutropenia during the early phase of hemodialysis. JAMA 203, 1135–1137.

Kimber, I., Bakács, T., Moore: Regulation of natural and antibody-depent cellular cytotoxicity by staphylococcal enterotoxin. A. Clin. exp. Immunel. **54**, 39–48 (1983).

Klinkmann, H.: The dysequilibrium syndrome in experimental hemodialysis. Trans. Am. Soc. Artif. Int. Organs **16**, 523 (1970).

Klinkmann, H., Falkenhagen, D., Courtney, J. M.: Blood purification by haemoperfusion. Int. J. Artif. Organs **2**, 296 (1979).

Klinkmann, H., Herrera-Valdez, R., Holtz, M., Schmidt, R.: Experimentelle Untersuchungen zur Therapie hypotoner Kreislaufregulationsstörungen während der sequentiellen Ultrafiltration-Hämodialyse. Z. ges. inn. Med. **35**, 442 (1980).

Klinkmann, H., Colombi, A., Gurland, H. J., Wetzels, E.: The role of controversy in the progress of ESRD patients. In: Disputes issues in renal failure therapy. (Vol. eds.: M. J. Lysaght, E. Wetzels, H. J. Gurland), Karger: Basel-München-Paris-London-New York-Tokyo-Sydney 1985. S. 1–13 (Contributions to Nephrology, 44).

Klinkmann, H., Schmitt, E., Dabels, J., Ramlow, W.: Plasmapheresis for metabolic disorders. In: New Trends in Therapeutic Applications (Eds. Y. Nosé, P. S. Malchesky, J. W. Smith), Cleveland: ISAO-Press 1983, S. 173.

Klinkmann, H., Wolf, H., Schmitt, E.: Definition of biocompatibility. In: Risk Profiles in Clinical Nephrology (Vol.-ed. G. Buccianti), Karger: Basel-München-Paris-London-New York-Tokyo-Sydney 1984, S. 70 (Contr. Nephrol.: 37).

Kolff, W. J.: New ways of treating uraemia: the artificial kidney, peritoneal lavage, intestinal lavage. J. & A. Churchill Ltd., London 1947.

Langone, J. J.: Protein A of staphylococcus aureus and related immunoglobulin receptors produced by streptococci and pneumococci. Adv. Immunol. **32**, 157 (1982).

Lepore, M. J., Martel, A. J.: Plasmapheresis in hepatic coma. Lancet II – 1967, 771.

Nikolaev, V. G.: Hemocarboperfusion in the USSR. Dt. Gesundh.-Wesen **39**, 565 (1984).

Nosé, Y., Malchesky, P. S., Asanuma, Y., Zawicki, I.: Plasma filtration detoxification on hepatic patients: its optimal operating conditions. In: Therapeutic Plasma Exchange (Eds. H.-J. Gurland, V. Heinze, H. A. Lee), Springer: Berlin-Heidelberg-New York 1981, S. 125.

Ray, P. K.: Extracorporeal adsorption of pathologic gammaglobuline and immune complexes in various diseases including cancer. Plasma Ther. Transfus. Technol. **4**, 289–300 (1983).

Sheehan, H. L.: The pathology of acute yellow atrophy and delayed chloroform poisoning. J. Obstet. Gynaec. Brit. Emp. **47**, 49 (1940).

Smith, E. M.. Johnson, H. M., Blalock, J. E.: Staphylococcus aureus protein A induces the production of interferon-α in human lymphocytes and interferon-α/β in mouse spleen cells. J. Immunol. **130**, 773–776 (1983).

Sournia/Poulet/Martiny: Histoire de la médecine, de la pharmacie, de l'art dentaire et de l'art vétérinaire. Vol. 7: Bourguignon, A., Valentin, M., Fasquelle, R./ Delaunay, A., Kotek, S., Neimann, N./Pierson, M., Bouchet, A., Blanc, F., Hindermeyer, J., Nicol, L., Pialoux, P./Soudant, J., Vague, J.: Société d'éditions professionelles, médicales et scientifiques. Albin Michel-Laffont-Tchou, Paris, 1980.

Stander, H. J., Cadden, J. F.: Acute yellow atrophy of the liver in pregnancy. Am. J. Obstet. Gynec. **28**, 61 (1934).

Steele, G., Ankerst, J., Sjögren, H. O.: Alteration of in vitro anti-tumor activity of tumor-bearer sera by absorption with staphylococcus aureus. Cowan I. Int. J. Cancer **14**, 83–92 (1974).

Terman, D. S., Stewart, I., Robinette, J., Carr, R., Harbeck, R.: Specific removal of DNA antibodies in vivo with an extracorporeal immuno-adsorbent. Clin. Exp. Immunol. **24**, 231 (1976).

Terman, D. S., Tavel, T., Petty, D., Tavel, A., Harbeck, R., Buffaloe, G., Carr, R.: Specific removal of bovine serum albumin (BSA) antibodies in vivo by extracorporeal circulation over BSA immobilized on nylon microcapsules. J. Immunol. **116**, 1337 (1976).

Terman, D. S.: Plasma perfusion over immobilized protein A from staphylococcus aureus for treatment of cancer – observations on the evolution of plasma perfusion systems. Int. J. Artif. Organs **5**, 77 (1982).

Thompson, G. R.: Management of familial hypercholesterolemia and new approaches to the treatment of atherosclerosis. In: Atherosclerosis Reviews **5** (1979) (Eds. R. Paoletti, A. M. Gotto jr.), Raven Press, New York.

Yamawaki, N., Furuta, T., Yamagata, J., Shiozawa, K., Shiokawa, Y., Inagaki, K., Kobayashi, H., Fujisaki, Y.: Improvement of plasma exchange for rheumatic disease: an adsorbent for rheumatoid factor and immune complexes in plasma. Artif. Organs **5** (Suppl.), 148 (1981).

Yamazaki, Z., Fujimori, Y., Sanjo, K., Kojima, Y., Sugiura, M., Wada, T., Inou, N., Oda, T., Kominami, N., Fujisaki, Y., Kataoka, K.: New artificial liver support systems (plasma perfusion detoxification) for hepatic coma. Artif. Organs **2** (Suppl.), 273 (1978).

Vidal, M. A., Conde, F. P.: Interaction between staphylococcal protein A and human immunoglobulin M takes place through the $F(ab')_2$ gamma receptor on the protein A molecule. Immunol. Letters **5**, 75 (1982).

FSC
www.fsc.org
MIX
Papier | Fördert
gute Waldnutzung
FSC® C083411

Zeitfracht Medien GmbH
Ferdinand-Jühlke-Straße 7
99095 Erfurt, Deutschland
produktsicherheit@kolibri360.de